Verde y Fresco
Delicias en Ensaladas

Lucía Martínez

Indice

Tomates con menta y albahaca 9
arándanos con verdes 11
Ensalada de quinoa con arándanos y nueces glaseadas 13
Ensalada de pasta con salmón 15
Ensalada de champiñones con espinacas y lechuga romana 17
Ensalada Waldorf con pollo 19
Ensalada picante de rúcula y patatas 21
Salsa De Pollo Ensalada De Aguacate 23
Ensalada cremosa de patatas y eneldo 25
Ensalada de pollo con queso y rúcula 26
Ensalada de patatas con chile 28
Ensalada de pollo con cuscús 29
Ensalada de patatas rojas con suero de leche 31
Ensalada de pollo con melaza 33
Ensalada de huevos y patatas con mostaza de Dijon 35
Ensalada de pollo con nueces en miel 37
Ensalada de pollo con uvas y mayonesa 39
Ensalada de patatas y crema de hierbas 41
Ensalada de pollo picante con pasas 43
ensalada de patatas con menta 45
Ensalada de pollo al curry con verduras mixtas 47
Ensalada de pollo con nueces 49
Ensalada De Pollo A La Mostaza 51
Ensalada De Patata Y Jengibre Con Especias 53

Ensalada de apio y patatas 55
Pollo al lima con ensalada de patatas 57
Ensalada de patatas con queso de cabra 59
Pico de Gallo - Auténtica Salsa Mexicana 61
Aderezo para ensalada elaborado con aceite de oliva y limón 63
Ensalada de frijoles, maíz y aguacate 64
Ensalada de pasta del suroeste 65
Ensalada de remolacha asada 67
Ensalada de ramen con repollo crujiente 69
Ensalada de pasta con tomates y espinacas 71
Ensalada Waldorf 73
Ensalada istuaeli 74
Ensalada de fideos con repollo 75
Ensalada Mexicana De Frijoles Negros 77
salsa de frijoles negros y maíz 78
ensalada de tacos turcos 79
ensalada de frutas arcoiris 80
Ensalada de frutas al sol 82
Ensalada de cítricos y frijoles negros 83
Ensalada picante de pepino y cebolla 84
Ensalada huerta con arándanos y remolacha 85
Ensalada de coliflor o patatas simuladas 87
Ensalada de pepino y eneldo 88
ensalada de papa falsa 89
Ensalada de papa y pepino de Bonnie 91
Ensalada de espinacas con frutos rojos 93
ensalada de pipa 94

Ensalada con salsa de albahaca y mayonesa 96

Ensalada César a la plancha con cuchillo y tenedor 98

Ensalada Romana de Fresas I 100

ensalada griega 102

Ensalada de fresas y queso feta 104

ensalada de carne 106

Ensalada de mandarina y almendras 108

Ensalada tropical con vinagreta de piña 110

ensaladera californiana 112

Ensalada asada clásica 114

Ensalada especiada de pera y gorgonzola 116

Ensalada italiana picante 118

ensalada César 120

Ensalada De Jamón Y Peras Y Nueces Caramelizadas 122

Ensalada de lechuga romana mandarina con aderezo de semillas de amapola 124

Ensalada de la casa en restaurantes 126

Ensalada de espinaca 128

Ensalada Súper Siete De Espinacas 130

buena ensalada 131

Ensalada de espinacas y cebada 132

Ensalada de fresas, kiwi y espinacas 134

Ensalada de espinacas y granada 135

Ensalada de espinacas con aderezo de gelatina de pimienta 136

Ensalada súper fácil de espinacas y pimiento rojo 137

Ensalada de espinacas, sandía y menta 138

Buena ensalada de granada 140

Ensalada crujiente de manzana y almendras 141

Delicia de mandarina, gorgonzola y almendras 142

Ensalada de lechuga romana asada y naranja 143

ensalada adictiva 144

Ensaladas crudas con granada, pipas de girasol y almendras fileteadas 146

Ensalada de granada y queso feta con vinagreta de limón Dijon 148

Ensalada de rúcula, hinojo y naranjas 150

Ensalada de aguacate, sandía y espinacas 151

Ensalada de aguacate, kale y quinoa 152

Ensalada de calabacín con aderezo especial 154

Ensalada de verduras y tocino 156

Ensalada de pepino crujiente 158

Una colorida ensalada de verduras y queso. 159

Ensalada de pepino cremosa 161

Ensalada de tocino y brócoli 163

Ensalada de pan de maíz y verduras 165

Ensalada de frijoles y verduras 167

Ensalada de maíz y aceitunas 169

Ensalada de maíz 171

Ensalada húngara fresca 173

Una combinación perfecta de tomate, pepino y cebolla 175

Ensalada de pepino clásica 177

Ensalada de tomate con salsa de cerezas 179

ensalada de espárragos 181

Ensalada de pasta y guisantes de carita 183

Ensalada de espinacas y remolacha 185

Ensalada de patatas con vinagre balsámico 187

Ensalada de tomate marinado 189

Sabrosa ensalada de brócoli 191

Ensalada de maíz con aderezo italiano 193

Ensalada de espárragos y pimientos 194

Ensalada de tomate y albahaca 196

ensalada colorida de la huerta 198

Ensalada de champiñones 200

Ensalada de quinua, menta y tomate 202

Receta de ensalada de chucrut 204

Ensalada rápida de pepino 206

Rodajas de tomate con aderezo de crema 208

Ensalada de remolacha 209

Ensalada de pollo y espinacas 211

Ensalada de pepino alemana 213

Colorida ensalada de cítricos con un aderezo único 215

Ensalada de patatas, zanahorias y remolacha 217

Tomates con menta y albahaca

materia prima

4 tomates

2 cucharadas. Aceite de oliva

2 cucharadas. vinagre de vino blanco

Sal al gusto

Pimienta al gusto

hojas de menta

2 chalotes, rebanados

Método

Primero, corta los tomates cherry frescos en trozos. Luego tírelos en una ensaladera. Agrega un poco de sal, un poco de pimienta al gusto y las chalotas cortadas en rodajas. Mantenlos durante 6 minutos. Ahora decora con un chorrito de vinagre de vino blanco y un chorrito de aceite de oliva virgen extra. Ahora cubra esto con menta fresca. Y este sencillo y sabroso plato de ensalada está listo para acompañar todas tus comidas. Puedes servirlo con pan rallado. Servir adornado con hojas de menta.

¡Disfrutar!

arándanos con verdes

materia prima

6 y espárragos picados

1 manojo de espinacas frescas

½ taza de arándanos secos

Un chorrito de aceite de oliva

2 cucharadas. vinagre balsámico al gusto

2 tazas de aderezo para ensalada

Una pizca de sal

pimienta negra

Método

Primero, limpia los espárragos frescos y hiérvelos hasta que estén tiernos. Lavar las espinacas nuevas y frescas. Ahora en un bol pequeño añade un poco de aceite, un poco de aderezo para ensalada y vinagre balsámico y espolvorea con sal y pimienta negra molida al gusto. Mézclalos muy bien.

Ahora agregue los espárragos y esto a una ensaladera y mezcle. Luego agregue los arándanos dulces secos.

¡Disfrutar!

Ensalada de quinoa con arándanos y nueces glaseadas

materia prima

2 tazas de quinua cocida

½ taza de arándanos secos

5-6 nueces glaseadas

4 cucharadas de aceite de oliva

4 tomates cortados en cubitos

2 cucharadas. perejil

2 cucharadas. hojas de menta

un poco de sal

Una pizca de pimienta negra al gusto

Método

Coloca la quinua cocida en un recipiente hondo. Ahora agregue los arándanos secos y las nueces glaseadas al tazón. Añade ahora los tomates cherry frescos cortados en cubitos, un poco de perejil fresco y unas hojas de menta y un chorrito de aceite. Mezclar todo bien. Ahora sazone con sal y pimienta negra. Este sabroso plato está listo para comer.

¡Disfrutar!

Ensalada de pasta con salmón

materia prima

2 piezas de salmón cocido, cortado en cubitos

1 taza de pasta cocida

2 tallos de apio

½ taza de mayonesa

2 tomates picados

2-3 cebollas verdes recién picadas

1 taza de crema agria

1 manzana roja cortada en cubos

jugo de lima de 1/2 limón

Método

Primero, tome un recipiente hondo y mezcle el salmón cocido cortado en cubitos, la pasta cocida junto con un poco de apio y tomates frescos cortados en cubitos, manzanas cortadas en cubitos y cebollas verdes.

Mézclalos bien. Ahora agregue mayonesa casera, crema agria fresca y un chorrito de jugo de lima fresco de medio limón. Ahora mézclalos todos muy bien. Esto está listo.

¡Disfrutar!

Ensalada de champiñones con espinacas y lechuga romana

materia prima

1 manojo de espinacas

1 lechuga romana

4-5 champiñones

2 tomates pelados

2 cucharadas. mantequilla, opcional

sal

pimienta negra o blanca

Método

Tome espinacas frescas y lechuga romana. Freír en mantequilla, opcional. Sólo tardará entre 7 y 8 minutos. Mientras tanto, pique los champiñones y colóquelos en un bol. Luego agrega los tomates a los champiñones. Cocine esto en el microondas durante aproximadamente 2 a 3 minutos. Ahora mézclalos con las espinacas asadas y la lechuga romana. Mezclar bien y espolvorear con sal y pimienta blanca o negra.

¡Disfrutar!

Ensalada Waldorf con pollo

materia prima

½ taza de nueces picadas

½ taza de mostaza con miel

3 tazas de pollo cocido, picado

½ taza de mayonesa

1 taza de uvas rojas, cortadas a la mitad

1 taza de apio en rodajas

1 manzana Gala, cortada en cubitos

sal

Pimienta

Método

Use una sartén poco profunda para cocinar las nueces picadas durante 7 a 8 minutos en un horno precalentado a 350 grados. Ahora mezcle todos los ingredientes y ajuste la sazón.

¡Disfrutar!

Ensalada picante de rúcula y patatas

materia prima

2 libras de papas, cortadas en cubitos y hervidas

2 tazas de rúcula

6 cucharaditas de aceite de oliva virgen extra

¼ cucharadita de pimienta negra

3 chalotes, picados

3/8 cucharadita de sal

½ cucharadita de vinagre de jerez

1 cucharadita de jugo de limón

2 cucharaditas de mostaza, molida en piedra

1 cucharadita de piel de limón rallada

Método

Calienta 1 cucharadita. de aceite en una sartén y sofreír las chalotas hasta que estén doradas. Transfiera las chalotas a un bol y mezcle todos los demás ingredientes excepto las patatas. Mezclar bien. Ahora cubre las patatas con el aderezo y mezcla bien.

¡Disfrutar!

Salsa De Pollo Ensalada De Aguacate

materia prima

2 cucharaditas de aceite de oliva

4 onzas de totopos

2 cucharaditas de jugo de lima

1 aguacate, picado

3/8 cucharadita de sal kosher

¾ taza de salsa, fría

1/8 cucharadita de pimienta negra

2 tazas de pechuga de pollo, cocida y desmenuzada

¼ de taza de cilantro picado

Método

Mezcle el aceite de oliva, el jugo de lima, la pimienta negra y la sal en un bol. Ahora agregue el cilantro picado y el pollo y mezcle bien. Cubra con aguacate picado y salsa. Sirva la ensalada sobre chips de tortilla para obtener mejores resultados.

¡Disfrutar!

Ensalada cremosa de patatas y eneldo

materia prima

¾ libra de papas, cortadas en cubitos y hervidas

¼ cucharadita de pimienta negra

½ pepino inglés, cortado en cubitos

¼ de cucharadita de sal kosher

2 cucharaditas de crema agria baja en grasa

2 cucharaditas de eneldo picado

2 cucharaditas de yogur, sin grasa

Método

Las patatas se deben hervir hasta que estén blandas. Coge un bol y mezcla el eneldo, el yogur, la nata, los cubitos de pepino y la pimienta negra. Los ingredientes deben quedar bien mezclados. Ahora añade los trozos de patata hervida y mezcla bien.

¡Disfrutar!

Ensalada de pollo con queso y rúcula

materia prima

3 rebanadas de pan, cortadas en cubos

½ taza de parmesano rallado

3 cucharaditas de mantequilla, sin sal y derretida

2 cucharaditas de perejil picado

5 hojas de albahaca, cortadas en tiras

¼ de taza de aceite de oliva

2 tazas de pollo asado y picado

palas de cohete de 5 onzas

3 cucharaditas de vinagre de vino tinto

Pimienta al gusto

Método

Calentar la mantequilla y 2 cucharaditas. de aceite de oliva y añadir los picatostes. Hornee los picatostes en un horno precalentado a 400 grados hasta que estén dorados. Agrega el resto de los ingredientes a los picatostes y mezcla bien.

¡Disfrutar!

Ensalada de patatas con chile

materia prima

2 libras de papas finlandesas amarillas, cortadas en cubitos

¼ cucharadita de pimienta blanca

2 cucharaditas de sal

¼ taza de crema

4 cucharaditas de jugo de limón

2 ramitas de eneldo

2 manojos de cebollino

Método

Hervir los trozos de patata hasta que estén tiernos y escurrir. Mezclar 3 cucharaditas. de jugo de limón a las patatas y dejar actuar 30 minutos. Batir la nata hasta que quede suave y mezclarla con todos los demás ingredientes. Cubre las patatas con la mezcla y mezcla bien.

disfrutar

Ensalada de pollo con cuscús

materia prima

1 taza de cuscús

7 onzas de pechuga de pollo, cocida

¼ de taza de aceitunas Kalamata, picadas

1 diente de ajo picado

2 cucharaditas de perejil picado

¼ cucharadita de pimienta negra

1 cucharadita de alcaparras picadas

1 cucharadita de jugo de lima

2 cucharaditas de aceite de oliva

Sal al gusto

Método

Cocine el cuscús sin sal ni grasa según las instrucciones del paquete. Enjuague el cuscús cocido con agua fría. Coge un bol para mezclar los ingredientes excepto el pollo y el cuscús. Añade el cuscús cocido y mezcla bien. Agrega el pollo y sirve inmediatamente.

¡Disfrutar!

Ensalada de patatas rojas con suero de leche

materia prima

3 libras de papas rojas, en cuartos

1 diente de ajo picado

½ taza de crema agria

½ cucharadita de pimienta negra

1 cucharadita de sal kosher

1/3 taza de suero de leche

1 cucharadita de eneldo picado

¼ taza de perejil picado

2 cucharaditas de cebollino picado

Método

Hervir los cuartos de papa hasta que estén tiernos en una olla. Enfriar las patatas cocidas durante 30-40 minutos. Mezclar la crema agria con el resto de los ingredientes. Cubra las patatas con el aderezo y revuelva para combinar los ingredientes.

¡Disfrutar!

Ensalada de pollo con melaza

materia prima

¼ taza de vinagre de arroz

2 cucharaditas de nueces picadas y tostadas

2 cucharaditas de salsa de soja

¼ de taza de cilantro picado

2 cucharaditas de mantequilla de maní

2 tazas de pechuga de pollo, cocida y desmenuzada

1 cucharadita de miel

3 cucharaditas de cebolla verde, en rodajas

1 taza de pepino picado

¾ cucharadita de aceite de sésamo

3 tazas de melón, cortado en tiras

3 tazas de melón, cortado en tiras

Método

Mezcla salsa de soja, mantequilla de maní, vinagre, miel y aceite de sésamo.

Agrega el melón, la cebolla, el melón y el pepino y mezcla bien. Cubra las pechugas de pollo con la mezcla y el cilantro mientras sirve.

¡Disfrutar!

Ensalada de huevos y patatas con mostaza de Dijon

materia prima

4 kilos de patatas

¾ cucharadita de pimienta

½ taza de apio, cortado en cubitos

½ taza de perejil picado

1 cucharadita de mostaza Dijon

1/3 taza de cebolla verde picada

2 dientes de ajo picados

1 cucharadita de mostaza Dijon

3 huevos cocidos y triturados

½ taza de crema

1 taza de mayonesa

Método

Cocine las patatas hasta que estén blandas. Pelar y cortar las patatas en dados. Mezcle las patatas, las cebollas verdes, el apio y el perejil en un bol. Mezclar la mayonesa y el resto de ingredientes en un bol. Vierte esta mezcla sobre las patatas y mezcla bien.

¡Disfrutar!

Ensalada de pollo con nueces en miel

materia prima

4 tazas de pollo cocido y picado

¼ cucharadita de pimienta

3 ramas de apio, cortadas en cubitos

¼ cucharadita de sal

1 taza de arándanos secos

1/3 taza de miel

½ taza de nueces, picadas y tostadas

2 tazas de mayonesa

Método

Mezcla el pollo picado con el apio, los arándanos secos y las nueces. En otro tazón, bata la mayonesa hasta que quede suave. Agregue miel, pimienta y sal a la mayonesa y mezcle bien. Cubre la mezcla de pollo con la mezcla de mayonesa y mezcla bien para que queden bien mezclados los ingredientes.

¡Disfrutar!

Ensalada de pollo con uvas y mayonesa

materia prima

6 tazas de pollo picado cocido

½ taza de nueces

2 cucharaditas de mostaza Dijon

2 tazas de uvas rojas, en rodajas

½ taza de crema agria

2 cucharaditas de semillas de amapola

½ taza de mayonesa

2 tazas de apio picado

1 cucharadita de jugo de limón

Método

Tome un bol y mezcle el pollo con mayonesa, jugo de limón, crema agria, pasas, semillas de amapola, mostaza de Dijon y apio. Condimentar con sal y pimienta. Cubra el tazón y refrigere hasta que esté frío. Agrega las nueces y sirve inmediatamente.

¡Disfrutar!

Ensalada de patatas y crema de hierbas

materia prima

¾ taza de crema agria

1 taza de guisantes

¼ de taza de yogur

6 tazas de papas rojas, en cuartos

1 cucharadita de tomillo picado

½ cucharadita de sal

1 cucharadita de eneldo picado

Método

Mezclar la nata, el yogur, el eneldo, el tomillo y la sal en un bol y reservar por separado. Hervir los cuartos de papa y los frijoles en suficiente agua hasta que estén tiernos. Escurrir el exceso de agua. Agrega las papas y los frijoles a la mezcla preparada. Revuelve bien para mezclar bien los ingredientes.

¡Disfrutar!

Ensalada de pollo picante con pasas

materia prima

¼ de taza de mayonesa

3 cucharaditas de pasas

1 cucharadita de curry en polvo

1/3 taza de apio, cortado en cubitos

1 taza de pollo al limón, asado

1 manzana picada

1/8 cucharadita de sal

2 cucharaditas de agua

Método

Mezcle el curry en polvo, la mayonesa y el agua en un bol. Agrega el pollo al limón, la manzana picada, las pasas, el apio y la sal. Utilice una espátula para mezclar bien los ingredientes. Cubre la ensalada y refrigera hasta que esté fría.

¡Disfrutar!

ensalada de patatas con menta

materia prima

7 patatas rojas

1 taza de frijoles, congelados y descongelados

2 cucharaditas de vinagre de vino blanco

½ cucharadita de pimienta negra

2 cucharaditas de aceite de oliva

¾ cucharadita de sal

2 cucharaditas de chalotas finamente picadas

¼ de taza de hojas de menta picadas

Método

Hervir las patatas en agua en una cacerola honda hasta que estén tiernas. Enfriar las patatas y cortarlas en cubos. Mezcle vinagre, chalotas, menta, aceite de oliva, sal y pimienta negra. Agrega los cubos de papa, los guisantes y la mezcla preparada. Mezclar bien y servir.

¡Disfrutar!

Ensalada de pollo al curry con verduras mixtas

materia prima

Pollo al curry, congelado y descongelado

10 onzas de hojas de espinaca

1 1/2 tazas de apio picado

¾ taza de mayonesa

1 1/2 tazas de uvas verdes, cortadas por la mitad

½ taza de cebolla morada picada

Método

Coloque el pollo al curry congelado en un bol. Agregue cebolla morada, uvas verdes, hojas tiernas de espinaca y apio al pollo al curry. Mezclar bien.

Ahora agrega mayonesa y vuelve a mezclar bien. Sazone con sal y pimienta al gusto.

¡Disfrutar!

Ensalada de pollo con nueces

materia prima

1 taza de bulgur

2 cebolletas, cortadas en rodajas

2 tazas de caldo de pollo

3 tazas de pollo cocido y picado

1 manzana cortada en cubitos

3 cucharaditas de nueces picadas

¼ de taza de aceite de oliva

2 cucharaditas de vinagre de manzana

1 cucharadita de mostaza Dijon

1 cucharadita de azúcar moreno

sal

Método

Hervir el bulgur con el caldo y dejar hervir. Dejar enfriar durante 15 minutos. Tostar las nueces en una sartén y ponerlas en un bol para que se enfríen. Mezclar bien todos los ingredientes en un bol. Sazonar con sal y servir.

¡Disfrutar!

Ensalada De Pollo A La Mostaza

materia prima

1 huevo cocido

¼ cucharadita de pimienta negra

¾ libra de papas alevines

¼ de cucharadita de sal kosher

2 cucharaditas de mayonesa, baja en grasa

3 cucharaditas de cebolla morada picada

1 cucharadita de yogur

1/3 taza de apio picado

1 cucharadita de mostaza

Método

Corta las patatas en cubos y hiérvelas hasta que estén blandas. Picar un huevo cocido. Mezclar todo menos los huevos y las patatas. Agrega la mezcla sobre los huevos picados y los cubitos de papa. Mezclar bien para que los ingredientes queden bien mezclados. Sazone con sal y pimienta al gusto.

¡Disfrutar!

Ensalada De Patata Y Jengibre Con Especias

materia prima

2 libras de papas rojas, cortadas en cubitos

2 cucharaditas de cilantro picado

2 cucharaditas de vinagre de arroz

1/3 taza de cebolla verde, en rodajas

1 cucharadita de aceite de sésamo

1 chile jalapeño, finamente picado

4 cucharaditas de limoncillo, picado

¾ cucharadita de sal

2 cucharaditas de jengibre rallado

Método

Hervir las patatas hasta que estén tiernas. Escurrir el exceso de agua. Mezclar bien el resto de los ingredientes. Cubre las patatas cocidas con la mezcla. Utilice una espátula para mezclar los ingredientes.

¡Disfrutar!

Ensalada de apio y patatas

materia prima

2 libras de papas rojas, cortadas en cubitos

2 onzas de pimentón, cortado en cubitos

½ taza de mayonesa de canola

1/8 cucharadita de ajo en polvo

¼ taza de cebolla verde picada

¼ cucharadita de pimienta negra

¼ de taza de yogur

½ cucharadita de semilla de apio

¼ taza de crema agria

½ cucharadita de sal

1 cucharadita de azúcar

1 cucharadita de vinagre de vino blanco

2 cucharaditas de mostaza preparada

Método

Hervir los trozos de patata hasta que estén blandos y escurrir el exceso de agua. Enfriar las patatas cocidas durante unos 30 minutos. Mezclar el resto de los ingredientes en un bol. Agrega los trozos de papa y mezcla bien.

¡Disfrutar!

Pollo al lima con ensalada de patatas

materia prima

1 kilo de patatas

1 diente de ajo picado

2 tazas de guisantes

½ cucharadita de pimienta negra

2 tazas de pechuga de pollo picada

1 cucharadita de sal

½ taza de pimiento rojo picado

1 cucharadita de sal

½ taza de cebolla picada

1 cucharadita de estragón, picado

1 cucharadita de jugo de lima

2 cucharaditas de aceite de oliva

1 cucharadita de mostaza Dijon

Método

Hervir las patatas, los frijoles y las pechugas de pollo por separado hasta que estén tiernos. Mezclar el resto de los ingredientes en un bol. Ahora agregue los trozos de papa, los guisantes y las pechugas de pollo al tazón. Con una espátula, mezcle bien los ingredientes. Servir inmediatamente.

¡Disfrutar!

Ensalada de patatas con queso de cabra

materia prima

2 kilos y medio de patatas

1 diente de ajo picado

¼ vaso de vino blanco seco

1 cucharadita de mostaza Dijon

½ cucharadita de sal

2 cucharaditas de aceite de oliva

½ cucharadita de pimienta negra

2 cucharaditas de estragón, picado

1/3 taza de cebolla picada

¼ de taza de vinagre de vino tinto

½ taza de perejil picado

3 onzas de queso de cabra

¼ taza de crema agria

Método

Hervir las patatas en agua hasta que estén tiernas. Mezclar las patatas, el vinagre, la pimienta y la sal en un bol. Dejar reposar durante 15 minutos. Ahora agrega el resto de los ingredientes a la mezcla de papa y mezcla bien. Servir inmediatamente.

¡Disfrutar!

Pico de Gallo - Auténtica Salsa Mexicana

Materia prima:

3 tomates grandes en rodajas, fritos

1 cebolla mediana picada

¼ manojo de cilantro, usar más o menos al gusto

ingredientes opcionales

½ pepino, pelado y cortado en cubitos

Jugo de limón de ½ limón

½ cucharadita de ajo picado

Sal al gusto

2 jalapeños, o más si te gusta más picante

1 aguacate pelado en cubos

Método

Combine todos los ingredientes en un tazón grande y mezcle bien. Servir inmediatamente.

¡Disfrutar!

Aderezo para ensalada elaborado con aceite de oliva y limón

Materia prima:

8 dientes de ajo picados

½ cucharadita de pimienta negra

1 taza de jugo de limón recién exprimido

2 cucharaditas de sal

½ vaso de aceite de oliva virgen extra

Método

Pon todos los ingredientes en una licuadora y licua hasta que todos los ingredientes estén combinados. Esta especia debe guardarse en un recipiente hermético y usarse pronto; de lo contrario, se volverá amarga debido al jugo de limón que contiene.

¡Disfrutar!

Ensalada de frijoles, maíz y aguacate

Materia prima:

1 lata de frijoles negros, escurridos

1 lata de maíz amarillo, enlatado, escurrido

2 cucharadas. jugo de lima

1 cucharadita de aceite de oliva

4 cucharadas de cilantro

5 tazas de cebolla cruda picada

1 aguacate

1 tomate rojo maduro

Método

Pon todos los ingredientes en un bol grande y mezcla suavemente. Servir inmediatamente o servir frío.

¡Disfrutar!

Ensalada de pasta del suroeste

Materia prima:

1-8 oz de pasta integral pequeña

15 onzas de maíz

15 onzas de frijoles negros

1 taza de salsa, cualquier tipo

1 taza de queso cheddar, rallado

1 taza de pimiento verde picado, pimentón

Método

Prepara la pasta según las instrucciones del paquete. Escurrir, enjuagar y colocar en un bol grande. Se reserva el líquido y se escurre el maíz enlatado y los frijoles negros. Mezclar todos los ingredientes con la pasta cocida en un bol grande. Agregue una pequeña cantidad del líquido de enlatado reservado y ajuste según sea necesario. Servir inmediatamente.

¡Disfrutar!

Ensalada de remolacha asada

Materia prima:

6 zanahorias, 1/2 libra

3 cucharadas de aceite de oliva

pimienta negra recién molida

1 cucharada y media. Vinagre de estragón o jerez

1 cucharada. hojas de tomillo

4 tazas de hojas de ensalada mixta

½ taza de queso feta desmenuzado

1 cucharada. menta

Método

Inicialmente, el horno se precalienta a 375 grados. Pon las remolachas en la tapa de una sartén poco profunda. Agregue suficiente agua para elevar la olla 1/2 pulgada. Cubra las remolachas y ase durante una hora o hasta que se puedan perforar fácilmente con un cuchillo. Saca las remolachas del horno. En un tazón mediano, mezcle el vinagre y las hierbas picadas. Pica las remolachas cocidas en cubos de 1/2 pulgada y luego mézclalas con el aderezo. Espolvorea el queso feta encima y sirve inmediatamente.

¡Disfrutar!

Ensalada de ramen con repollo crujiente

Materia prima:

3 cucharadas de aceite de oliva

3 cucharadas de vinagre

2 cucharadas. Azúcar o sustitutos del azúcar

½ paquete de condimento para fideos ramen

¼ cucharadita de pimienta

1 cucharada. salsa de soja baja en sodio

Ingredientes de la ensalada:

1 cabeza pequeña de col lombarda o col rizada

2 cebollas verdes picadas, picadas

1 zanahoria pelada y rallada

1 paquete de fideos ramen picados

Método

Prepare el aderezo mezclando los ingredientes en una ensaladera grande. Revuelva para disolver el azúcar. Agregue los primeros tres ingredientes de la ensalada a un tazón y mezcle bien. Agrega el puré de ramen y mezcla bien. Vierte el aderezo y sirve inmediatamente.

¡Disfrutar!

Ensalada de pasta con tomates y espinacas

Materia prima:

8 oz. un poco de pasta o cebada

8 oz. queso feta desmenuzado

16 onzas. tomates cherry

4 tazas de espinacas tiernas

2 cucharadas. alcaparras escurridas

¼ cucharadita de pimienta negra

2 cucharadas. Queso parmesano rallado

Método

Cocine la pasta según las instrucciones del paquete hasta que esté al dente y firme al morder. Cuando la pasta esté cocida; escurrir sobre los tomates para blanquearlos rápidamente. Mientras se cocina la pasta, coloque las espinacas, el queso feta y las alcaparras en un tazón grande. Vierta los tomates y la pasta en la mezcla de espinacas. Antes de escurrir la pasta, se agrega la pasta cocida en proporción a la mezcla. Finalmente, sazona con pimienta negra y decora con queso rallado. Servir inmediatamente.

¡Disfrutar!

Ensalada Waldorf

Materia prima:

4 manzanas medianas, cortadas en cubitos

1/3 taza de nueces picadas

1/3 taza de pasas

½ taza de yogur natural, bajo en grasa, griego o natural

3 tallos de apio picados

Método

Agregue todos los ingredientes a un tazón grande y mezcle bien hasta que todos los ingredientes estén combinados. Refrigere durante la noche y sirva frío.

¡Disfrutar!

Ensalada istuaeli

Materia prima:

1 pimiento morrón verde o amarillo, picado

1 pepino, pelado, picado

2 cucharadas. Jugo de limon

1 cucharadita de sal

1 cucharadita de pimienta recién molida

3 tomates picados

3 cucharadas de aceite de oliva virgen extra

Método

Agregue todos los ingredientes a un tazón grande y mezcle bien hasta que todos los ingredientes estén combinados. Sirva inmediatamente ya que cuanto más tiempo repose esta ensalada, más líquida quedará.

¡Disfrutar!

Ensalada de fideos con repollo

Materia prima:

3 cucharadas de aceite de oliva 3 cucharadas. vinagre 2 cucharadas. ½ paquete de ramen de azúcar

¼ cucharadita de pimienta

1 cucharada. salsa de soja baja en sodio

1 cabeza de col roja o verde

2 cebollas verdes picadas

1 zanahoria pelada, rallada

1 paquete de fideos ramen picados

Método

Todos los ingredientes se combinan en un tazón grande. Continuar mezclando bien para disolver el azúcar. Luego se mezclan los primeros tres ingredientes presentes en esta ensalada y luego se mezclan bien. Se le añaden fideos raman picados. Luego se le agrega el resto de los ingredientes y luego se revuelve repetidamente. Sirva inmediatamente o cubra y refrigere para permitir que los sabores se mezclen.

¡Disfrutar!

Ensalada Mexicana De Frijoles Negros

materia prima

1 1/2 lata de frijoles negros cocidos

2 tomates cherry maduros, cortados en cubitos

3 cebollines, rebanados

1 cucharada. jugo de limon fresco

2 cucharadas. cilantro fresco picado

Sal y pimienta negra recién molida al gusto.

1/3 taza de maíz

2 cucharadas. Aceite de oliva

Método

Combine todos los ingredientes en un tazón mediano y mezcle suavemente.

Deje reposar la ensalada en el refrigerador hasta que esté lista para servir.

Servir frío.

¡Disfrutar!

salsa de frijoles negros y maíz

Materia prima:

1 lata de frijoles negros

3 cucharadas de cilantro recién picado

1 lata de maíz amarillo y maíz blanco

¼ taza de cebolla picada

1 lata de raíz

Jugo de lima o chorrito de lima

Método

Vierta el líquido de los frijoles negros, los tubérculos y las latas de maíz y mézclelos en un tazón grande. Agrega el cilantro y la cebolla y mezcla bien. Exprime un poco de jugo de limón justo antes de servir.

¡Disfrutar!

ensalada de tacos turcos

Materia prima:

2 onzas. pavo de corral

2/4 taza de queso cheddar

1 1/2 tazas de lechuga romana picada

1/8 taza de cebolla picada

½ oz. chips de tortilla

2 cucharadas. Inmersión

¼ de taza de frijoles rojos

Método

Agregue todos los ingredientes excepto los chips de tortilla a un tazón grande y mezcle bien. Adorne la ensalada justo antes de servir con totopos picados y sirva inmediatamente.

¡Disfrutar!

ensalada de frutas arcoiris

materia prima

Ensalada de frutas:

1 mango grande, pelado y cortado en cubitos

2 tazas de arándanos

2 plátanos en rodajas

2 tazas de fresas

2 tazas de uvas sin semillas

2 cucharadas. Jugo de limon

1 cucharada y media. Estimado

2 tazas de uvas sin semillas

2 nectarinas sin pelar, en rodajas

1 kiwi pelado y en rodajas

Salsa De Naranja Y Miel:

1/3 taza de jugo de naranja sin azúcar

¼ de cucharadita de jengibre molido

Un poquito de nuez moscada

Método

Agregue todos los ingredientes a un tazón grande y mezcle bien hasta que todos los ingredientes estén combinados. Refrigere durante la noche y sirva frío.

¡Disfrutar!

Ensalada de frutas al sol

Materia prima:

3 kiwis, cortados en trozos pequeños

320 oz de trozos de piña en jugo

215 oz de mandarinas, escurridas y enlatadas en almíbar ligero

2 plátanos

Método

Mezcla todos los ingredientes en un tazón grande y refrigera por al menos 2 horas. Sirve esta ensalada fría.

¡Disfrutar!

Ensalada de cítricos y frijoles negros

Materia prima:

1 pomelo, pelado y rebanado

2 naranjas, peladas y cortadas en rodajas

116 onzas. un frasco de frijoles negros escurridos

½ taza de cebolla morada picada

½ aguacate cortado en rodajas

2 cucharadas. Jugo de limon

pimienta negra al gusto

Método

Mezcle todos los ingredientes en un tazón grande y sirva a temperatura ambiente.

¡Disfrutar!

Ensalada picante de pepino y cebolla

materia prima

2 pepinos, en rodajas finas

½ cucharadita de sal

¼ cucharadita de pimienta negra

2 cucharadas. azúcar granulada

1/3 taza de vinagre de manzana

1 cebolla, en rodajas finas

1/3 taza de agua

Método

Coloque alternativamente los pepinos y las cebollas en un plato. Combine el resto de los ingredientes en una licuadora y mezcle hasta que quede suave. Refrigere el aderezo durante varias horas. Justo antes de servir, vierte el aderezo sobre los pepinos y las cebollas y sirve inmediatamente.

¡Disfrutar!

Ensalada huerta con arándanos y remolacha

Materia prima:

1 cabeza de lechuga romana

1 puñado de arándanos

1 onza. queso de cabra desmenuzado

2 remolachas asadas

5-6 tomates cherry

¼ taza de atún enlatado

Sal al gusto

Pimienta al gusto

Método

Poner todos los ingredientes en forma engrasada y cubrir con papel de aluminio. Hornee en un horno a 250 grados durante aproximadamente una hora. Deje enfriar un poco y sazone al gusto. Servir caliente.

¡Disfrutar!

Ensalada de coliflor o patatas simuladas

materia prima

1 cabeza de coliflor, hervida y cortada en gajos

¼ taza de leche descremada

6 cucharaditas de Splenda

¾ cucharada. vinagre de sidra de manzana

5 cucharadas de mayonesa ligera

2 cucharaditas de mostaza amarilla

Método

Mezclar todos los ingredientes menos la coliflor y batir hasta que esté suave. Adorne la coliflor cocida justo antes de servir con el aderezo preparado y sírvala caliente.

¡Disfrutar!

Ensalada de pepino y eneldo

Materia prima:

1 taza de yogur griego con o sin grasa

Sal y pimienta para probar

6 tazas de pepino, en rodajas finas

½ taza de cebolla, cortada en rodajas finas

¼ taza de jugo de limón

2 dientes de ajo picados

1/8 taza de eneldo

Método

Retirar el exceso de agua del yogur y dejar enfriar unos 30 minutos. Agrega el yogur al resto de los ingredientes y mezcla bien. Refrigere durante aproximadamente una hora y sirva frío.

¡Disfrutar!

ensalada de papa falsa

materia prima

16 cucharadas de mayonesa sin grasa

5 tazas de coliflor cocida, cortada en gajos

¼ taza de mostaza amarilla

¼ taza de apio picado

½ taza de pepino en rodajas

1 cucharada. semilla de mostaza amarilla

¼ de taza de pepinillos en cubitos

½ cucharadita de ajo en polvo

Método

Agregue todos los ingredientes a un tazón grande y mezcle bien hasta que todos los ingredientes estén combinados. Refrigere durante la noche y sirva frío. También puedes sustituir las patatas por coliflor, el plato sabe igual de bueno.

¡Disfrutar!

Ensalada de papa y pepino de Bonnie

materia prima

2-3 tazas de patatas nuevas

1 cucharada. cubo de eneldo

1 cucharada. mostaza de Dijon

¼ de taza de aceite de linaza

4 cebolletas picadas

2 cucharaditas de eneldo picado

¼ cucharadita de pimienta

3-4 tazas de pepino

¼ cucharadita de sal

Método

Combine todos los ingredientes en un tazón grande y mezcle bien hasta que todos los ingredientes estén combinados, justo antes de servir. Servir inmediatamente.

¡Disfrutar!

Ensalada de espinacas con frutos rojos

materia prima

½ taza de fresas en rodajas

¼ de taza de frambuesas

¼ de taza de salsa Newman's de frambuesa y nueces

¼ taza de arándanos

¼ taza de almendras molidas

4 tazas de espinacas

¼ de taza de cebolla morada picada

Método

Agregue todos los ingredientes a un tazón grande y mezcle bien hasta que todos los ingredientes estén combinados. Refrigere durante la noche y sirva frío.

¡Disfrutar!

ensalada de pipa

materia prima

1 taza de harina de bulgur

1 cebolla picada

4 cebollines, picados

Sal y pimienta para probar

2 tazas de hojas de perejil picado

¼ taza de jugo de limón

2 tazas de agua hirviendo

2 tomates medianos, cortados en cubitos

¼ de taza de aceite de oliva

1 taza de menta picada

Método

En una cacerola mediana, hierva el agua. Después de retirar del fuego, vierta la cucurucho y cubra con una tapa hermética y reserve durante 30 minutos. Escurrir el exceso de agua. Añadir el resto de los ingredientes y mezclar bien. Servir inmediatamente.

¡Disfrutar!

Ensalada con salsa de albahaca y mayonesa

materia prima

1/2 libra de tocino

½ taza de mayonesa

2 cucharadas. vinagre de vino tinto

¼ de taza de albahaca finamente picada

1 cucharadita de pimienta negra molida

1 cucharada. aceite de colza

1 libra de lechuga romana, enjuagada, seca y picada en trozos pequeños

¼ de litro de tomates cherry

Método

Coloque el tocino en una sartén grande y profunda. Cocine a fuego medio-alto hasta que se dore uniformemente. Agrega el tocino, la mayonesa, la albahaca y el vinagre a un tazón pequeño y mezcla. Cubra y almacene a temperatura ambiente. En un tazón grande, mezcle la lechuga romana, el tocino, los picatostes y los tomates. Vierta el aderezo sobre la ensalada. Asistir.

¡Disfrutar!

Ensalada César a la plancha con cuchillo y tenedor

materia prima

1 baguette larga y delgada

¼ de taza de aceite de oliva, dividido

2 dientes de ajo, partidos por la mitad

1 tomate pequeño

1 lechuga romana, deseche las hojas exteriores

Sal y pimienta molida gruesa al gusto

1 taza de aderezo para ensalada César o al gusto

½ taza de parmesano para rallar

Método

Calienta la parrilla a fuego lento para encender el aceite. Corte la baguette para hacer 4 rebanadas largas de aproximadamente 1/2 pulgada de grosor. Cepille ligeramente cada lado cortado con aproximadamente la mitad del aceite de oliva. Ase las rebanadas de baguette en la parrilla precalentada hasta que estén ligeramente crujientes, de 2 a 3 minutos por lado. Frote cada lado de las rebanadas de baguette con el lado cortado del ajo y el lado cortado del tomate. Unte los 2 lados cortados de los cuartos de lechuga romana con el aceite de oliva restante. Viste cada uno con aderezo César.

¡Disfrutar!

Ensalada Romana de Fresas I

Materia prima:

1 cabeza de lechuga romana, enjuagada, seca y picada

2 manojos de espinacas lavadas, secas y picadas

2 cuartos de fresas, en rodajas

1 cebolla bermuda

½ taza de mayonesa

2 cucharadas. vinagre de vino blanco

1/3 taza de azúcar blanca

¼ de taza de leche

2 cucharadas. Semillas de amapola

Método

En una ensaladera grande, combine la lechuga romana, las espinacas, las fresas y la cebolla en rodajas. Mezcle mayonesa, vinagre, azúcar, leche y semillas de amapola en un frasco con tapa hermética. Agita bien y vierte el aderezo sobre la ensalada. Mezcle hasta que esté cubierto uniformemente. Servir inmediatamente.

¡Disfrutar!

ensalada griega

Materia prima:

1 lechuga romana seca

6 onzas de aceitunas negras sin hueso

1 pimiento verde picado

1 cebolla morada en rodajas finas

6 cucharadas de aceite de oliva

1 pimiento rojo picado

2 tomates grandes, picados

1 rodaja de pepino

1 taza de queso feta desmenuzado

1 cucharadita de orégano seco

1 limon

Método

En una ensaladera grande, mezcle bien la lechuga romana, la cebolla, las aceitunas, el pimiento morrón, el pepino, el tomate y el queso. Batir el aceite de oliva, el jugo de limón, el orégano y la pimienta negra. Vierte el aderezo sobre la ensalada, mezcla y sirve.

¡Disfrutar!

Ensalada de fresas y queso feta

materia prima

1 taza de almendras molidas

2 dientes de ajo picados

1 cucharadita de miel 1 taza de aceite vegetal

1 cabeza de lechuga romana,

1 cucharadita de mostaza Dijon

¼ taza de vinagre de frambuesa

2 cucharadas. Vinagre balsámico

2 cucharadas. azúcar morena

1 litro de fresas cortadas en rodajas

1 taza de queso feta desmenuzado

Método

Calienta el aceite en una sartén a fuego medio-alto, cocina las almendras, revolviendo con frecuencia, hasta que estén ligeramente tostadas. Retíralo del fuego. En un bol preparar el aderezo mezclando el vinagre balsámico, el azúcar moreno y el aceite vegetal. Mezcle las almendras, el queso feta y la lechuga romana en un tazón grande. Justo antes de servir, rocíe la ensalada con el aderezo.

¡Disfrutar!

ensalada de carne

materia prima

1 libra de lomo de res

1/3 taza de aceite de oliva

3 cucharadas de vinagre de vino tinto

2 cucharadas. Jugo de limon

1 diente de ajo picado

½ cucharadita de sal

1/8 cucharadita de pimienta negra

1 cucharadita de salsa inglesa

1 rodaja de zanahoria

½ taza de cebolla morada picada

¼ taza de granos de pimienta verde rellenos en rodajas

Método

Precalienta la parrilla a fuego alto. Coloca el bistec en la parrilla y cocina por 5 minutos por cada lado. Retirar del fuego y dejar reposar hasta que se enfríe. Batir el aceite de oliva, el vinagre, el jugo de limón, el ajo, la sal, la pimienta y la salsa inglesa en un tazón pequeño. Agrega el queso. Después de eso, tapar y enfriar la salsa. Justo antes de servir, vierte el aderezo sobre el bistec. Sirva con pan francés asado.

¡Disfrutar!

Ensalada de mandarina y almendras

Materia prima:

1 lechuga romana

11 onzas de mandarinas, escurridas

6 cebollas verdes, en rodajas finas

½ taza de aceite de oliva 1 cda. azucar blanca

1 cucharadita de hojuelas de pimiento rojo triturado

2 cucharadas. azucar blanca

½ taza de almendras rebanadas

¼ de taza de vinagre de vino tinto

Pimienta negra molida al gusto

Método

En un tazón grande, combine la lechuga romana, las naranjas y las chalotas. Agrega el azúcar a la sartén y revuelve tan pronto como el azúcar comience a derretirse. Revuelva constantemente. Agregue las almendras y revuelva hasta que estén cubiertas. Coloca las almendras en un plato y deja enfriar. Mezcle aceite de oliva, vinagre de vino tinto, una cucharada. azúcar, hojuelas de pimiento rojo y pimienta negra en un frasco con tapa hermética. Antes de servir, mezcle la ensalada con el aderezo hasta que esté cubierta. Transfiera a un bol y sirva espolvoreado con almendras azucaradas. Servir inmediatamente.

¡Disfrutar!

Ensalada tropical con vinagreta de piña

materia prima

6 rebanadas de tocino

¼ taza de jugo de piña

3 cucharadas de vinagre de vino tinto

¼ de taza de aceite de oliva

Pimienta negra recién molida al gusto

Sal al gusto

Paquete de 10 oz de lechuga romana picada

1 taza de piña picada

½ taza de nueces de macadamia tostadas y picadas

3 cebollas verdes picadas

¼ taza de coco tostado

Método

Coloque el tocino en una sartén grande y profunda. Cocine a fuego medio-alto hasta que se dore uniformemente, aproximadamente 10 minutos. Escurrir y desmenuzar el tocino. Combine el jugo de piña, el vinagre de vino tinto, el aceite, la pimienta y la sal en un frasco con tapa. Tapar para agitar bien. Mezclar el resto de los ingredientes y agregar el aderezo. Adorne con coco tostado. Servir inmediatamente.

¡Disfrutar!

ensaladera californiana

Materia prima:

1 aguacate, pelado y cortado

1 cucharada. Jugo de limon

½ taza de mayonesa

¼ cucharadita de salsa picante

¼ de taza de aceite de oliva

1 diente de ajo picado

½ cucharadita de sal

1 cabeza de lechuga romana

3 onzas de queso cheddar, rallado

2 tomates picados

2 cebollas verdes picadas

¼ de aceitunas verdes deshuesadas

1 taza de hojuelas de maíz picadas en trozos grandes

Método

Mezcla en una licuadora todo el jugo de limón, los trozos de aguacate, la mayonesa, el aceite de oliva, la salsa picante, el ajo y la sal. Continúe procesando hasta que quede suave. Mezcle el queso cheddar, la lechuga romana, los tomates y el aguacate en un tazón grande y vierta sobre el aderezo justo antes de servir.

¡Disfrutar!

Ensalada asada clásica

Materia prima:

1 taza de almendras fileteadas

2 cucharadas. semillas de sésamo

1 lechuga romana, cortada en trozos pequeños

1 lechuga de hoja roja, cortada en trozos pequeños

Paquete de 8 onzas de queso feta desmenuzado

4 onzas de aceitunas negras en rodajas

1 taza de tomates cherry, cortados por la mitad

1 cebolla morada, partida por la mitad y en rodajas finas

6 champiñones, rebanados

¼ taza de queso romano rallado

Botella de 8 oz de aderezo italiano para ensaladas

Método

Calienta una sartén grande a fuego medio-alto. Pon las almendras en la sartén y cocina. Cuando las almendras empiecen a desprender su aroma, añade las semillas de sésamo y remueve con frecuencia. Cocine por un minuto más o hasta que las semillas estén tostadas. En una ensaladera grande, mezcle la ensalada con aceitunas, queso feta, champiñones, almendras, tomates, semillas de sésamo, cebollas y queso romano bien mezclado. Cuando esté listo para servir, vierta el aderezo italiano y revuelva.

¡Disfrutar!

Ensalada especiada de pera y gorgonzola

materia prima

1/3 taza de salsa de tomate

½ taza de vinagre blanco destilado

¾ taza de azúcar blanca

2 cucharaditas de sal

1 taza de aceite de canola

2 cabezas de lechuga romana, picada

4 onzas de queso azul desmenuzado

2 peras, peladas, sin corazón y picadas

½ taza de nueces tostadas y picadas

½ cebolla morada picada

Método

Mezcle el ketchup, el azúcar, el vinagre y la sal en un tazón pequeño. Vierta poco a poco el aceite, revolviendo constantemente, hasta que esté bien combinado. Combine la lechuga, el queso azul, las peras, las nueces y la cebolla morada en un tazón grande. Vierta el aderezo sobre la ensalada y revuelva para cubrir.

¡Disfrutar!

Ensalada italiana picante

Materia prima:

½ taza de aceite de canola

1/3 taza de vinagre de estragón

1 cucharada. azucar blanca

1 pimiento rojo cortado en tiras

1 zanahoria rallada

1 cebolla morada en rodajas finas

¼ taza de aceitunas negras

¼ de taza de aceitunas deshuesadas

½ taza de pepino en rodajas

2 cucharadas. queso romano rallado

Pimienta negra molida al gusto

Método

En un tazón mediano, combine el aceite de canola, el azúcar, la mostaza seca, el tomillo y el ajo. Combine la lechuga, el pimiento rojo, la zanahoria, la cebolla morada, las alcachofas, las aceitunas negras, las aceitunas verdes, el pepino y el queso romano en un tazón grande. Refrigere por 4 horas o toda la noche. Sazone con pimienta y sal. Servir frío.

¡Disfrutar!

ensalada César

Materia prima:

1 cabeza de lechuga romana

2 tazas de cubitos de pan

1 limón en jugo

1 pizca de salsa inglesa

6 dientes de ajo, picados

1 cucharada. mostaza de Dijon

½ taza de aceite de oliva

¼ de taza de parmesano rallado

Método

Triture los picatostes en un recipiente hondo y reserve. Mezcle la mostaza, el jugo de limón y la salsa inglesa en un bol. Mezclar bien en una batidora y agregar lentamente el aceite de oliva hasta que esté cremoso. Vierte el aderezo sobre el repollo. Agrega los picatostes y el queso y mezcla bien. Servir inmediatamente.

¡Disfrutar!

Ensalada De Jamón Y Peras Y Nueces Caramelizadas

Materia prima:

2 tazas de jugo de naranja

2 cucharadas. vinagre de vino tinto

2 cucharadas. cebolla morada finamente picada

1 cucharada. azucar blanca

1 cucharada. vino blanco

1 taza de nueces partidas por la mitad

½ taza de azúcar blanca

¼ taza de agua

¾ taza de aceite de oliva virgen extra

1 cucharada. Manteca

2 peras, peladas, sin corazón y cortadas en gajos

Jamón, cortado en tiras finas, 1/4 libra

2 corazones de lechuga, enjuagados y picados

Método

En una cacerola mediana, primero calienta el jugo de naranja a fuego medio-alto, batiendo frecuentemente, hasta que se reduzca a 1/4. Agrega a una licuadora junto con el vinagre, la cebolla, el azúcar, el vino, la sal y la pimienta. Derrita la mantequilla en una sartén antiadherente a fuego medio y revuelva a velocidad baja, retire la tapa y rocíe lentamente sobre el aceite de oliva para emulsionar el aderezo. Agrega el azúcar y el agua y cocina, revolviendo constantemente. Freír las peras y las nueces en la mantequilla durante 3 minutos. Retirar del fuego y dejar enfriar. Agrega la vinagreta. Ahora sírvelos en una fuente italiana grande.

¡Disfrutar!

Ensalada de lechuga romana mandarina con aderezo de semillas de amapola

Materia prima:

6 rebanadas de tocino

1/3 taza de vinagre de manzana

¾ taza de azúcar blanca

½ taza de cebolla morada picada en trozos grandes

½ cucharadita de mostaza seca en polvo

¼ cucharadita de sal

½ taza de aceite vegetal 1 cdta. Semillas de amapola

10 tazas de hojas de lechuga romana rasgadas

10 onzas de trozos de mandarina, escurridos

¼ de taza de almendras tostadas y fileteadas

Método

Dorar el tocino en una sartén. Escurrir, triturar y reservar. Coloca el vinagre, el azúcar, la cebolla morada, la mostaza seca y la sal en el bol de una licuadora. Reduzca la velocidad de la batidora a media-baja. Agrega las semillas de amapola, revuelve hasta que se combinen y el aderezo esté cremoso. Mezcle la lechuga romana con el tocino desmenuzado y las mandarinas en un tazón grande. Rellenar con el aderezo y servir inmediatamente.

¡Disfrutar!

Ensalada de la casa en restaurantes

Materia prima:

cambiar dosis

1 lechuga romana grande, lavada, seca y cortada en trozos pequeños

4 onzas de pimientos picantes cortados en cubitos, escurridos

2/3 taza de aceite de oliva virgen extra

1/3 taza de vinagre de vino tinto

1 cucharadita de sal

1 iceberg de cabeza grande: enjuagado, seco y cortado en cubitos

14 onzas de corazones de alcachofa, escurridos y cortados en cuartos

1 taza de cebolla morada picada

¼ cucharadita de pimienta negra

2/3 taza de queso - parmesano rallado

Método

Mezclar todos los ingredientes en un bol y mezclar bien. Servir inmediatamente.

¡Disfrutar!

Ensalada de espinaca

Materia prima:

cambiar dosis

½ taza de azúcar blanca

1 taza de aceite vegetal

2 cucharadas. salsa inglesa

1/3 taza de salsa de tomate

½ taza de vinagre blanco

1 cebolla pequeña picada

1 kilo de espinacas lavadas, secas y cortadas en trozos pequeños

4 onzas de castañas rebanadas escurridas con agua

5 rebanadas de tocino

Método

Mezclar todos los ingredientes en un bol y mezclar bien. Servir inmediatamente.

¡Disfrutar!

Ensalada Súper Siete De Espinacas

Materia prima:

Paquete de 6 oz de hojas tiernas de espinaca

1/3 taza de queso cheddar cortado en cubitos

1 manzana Fuji, pelada, sin corazón y cortada en cubitos

1/3 taza de cebolla morada finamente picada

¼ de taza de arándanos confitados

1/3 taza de almendras fileteadas

3 cucharadas de aderezo para ensalada de semillas de amapola

Método

Mezclar todos los ingredientes en un bol y mezclar bien. Servir inmediatamente.

¡Disfrutar!

buena ensalada

Materia prima:

8 tazas de hojas tiernas de espinaca

Lata de 11 onzas de mandarinas, escurridas

½ cebolla morada mediana, cortada en aros

1 taza de queso feta desmenuzado

1 taza de vinagreta balsámica

1 1/2 tazas de arándanos secos enlatados

1 taza de almendras fileteadas tostadas con miel

Método

Mezclar todos los ingredientes en un bol y mezclar bien. Servir inmediatamente.

¡Disfrutar!

Ensalada de espinacas y cebada

Materia prima:

Paquete de 16 oz de pasta de cebada cruda

Paquete de 10 onzas de hojas tiernas de espinaca finamente picadas

½ libra de queso feta desmenuzado

½ cebolla morada finamente picada

¾ taza de piñones

½ cucharadita de albahaca seca

¼ cucharadita de pimienta blanca molida

½ taza de aceite de oliva

½ vaso de vinagre balsámico

Método

Ponga a hervir una olla grande con agua ligeramente salada. Transfiera a un tazón grande y agregue las espinacas, el queso feta, la cebolla, los piñones, la albahaca y la pimienta blanca. Agrega la cebada y cocina durante 8-10 minutos, escurre y enjuaga con agua fría. Aliña con aceite de oliva y vinagre balsámico. Enfriar en el frigorífico y servir frío.

¡Disfrutar!

Ensalada de fresas, kiwi y espinacas

Materia prima:

2 cucharadas. vinagre de frambuesa

2 cucharadas y media. Mermelada de frambuesa

1/3 taza de aceite vegetal

8 tazas de espinacas, enjuagadas y cortadas en trozos pequeños

½ taza de nueces picadas

8 fresas en cuartos

2 kiwis pelados y cortados en rodajas

Método

Mezclar todos los ingredientes en un bol y mezclar bien. Servir inmediatamente.

¡Disfrutar!

Ensalada de espinacas y granada

Materia prima:

1 bolsa de 10 onzas de hojas tiernas de espinaca, enjuagadas y escurridas

1/4 cebolla morada, en rodajas muy finas

1/2 taza de nueces en trozos

1/2 taza de queso feta desmenuzado

1/4 taza de brotes de alfalfa, opcional

1 granada, pelada y sin semillas

4 cucharadas de vinagre balsámico

Método

Pon las espinacas en una ensaladera. Cubra con cebolla morada, nueces, queso feta y brotes. Espolvorea sobre las semillas de granada y rocía con la vinagreta.

¡Disfrutar!

Ensalada de espinacas con aderezo de gelatina de pimienta

Materia prima:

3 cucharadas de gelatina de pimienta suave

2 cucharadas. Aceite de oliva

1/8 cucharadita de sal

2 tazas de hojas tiernas de espinaca

2 onzas de queso de cabra rebanado

1/8 cucharadita de mostaza Dijon

Método

Mezclar todos los ingredientes en un bol y mezclar bien. Servir inmediatamente.

¡Disfrutar!

Ensalada súper fácil de espinacas y pimiento rojo

Materia prima:

¼ de taza de aceite de oliva

Espinacas tiernas 6 oz

½ taza de parmesano rallado

¼ taza de vinagre de arroz

1 pimiento rojo picado

Método

Mezclar todos los ingredientes en un bol y mezclar bien. Servir inmediatamente.

¡Disfrutar!

Ensalada de espinacas, sandía y menta

Materia prima:

1 cucharada. Semillas de amapola

¼ de taza de azúcar blanca 10 oz de hojas tiernas de espinaca

1 taza de vinagre de manzana

¼ de taza de salsa inglesa

½ taza de aceite vegetal

1 cucharada. semillas de sésamo

2 tazas de sandía sin semillas en rodajas

1 taza de hojas de menta finamente picadas

1 cebolla morada pequeña en rodajas finas

1 taza de nueces tostadas picadas

Método

Mezclar todos los ingredientes en un bol y mezclar bien. Servir inmediatamente.

¡Disfrutar!

Buena ensalada de granada

Materia prima:

Lata de 10 onzas de mandarinas, escurridas

10 onzas de hojas tiernas de espinaca

palas de cohete de 10 onzas

1 granada, pelada y con semillas separadas

½ cebolla morada finamente picada

Método

Mezclar todos los ingredientes en un bol y mezclar bien. Servir inmediatamente.

¡Disfrutar!

Ensalada crujiente de manzana y almendras

Materia prima:

Ensalada mixta paquete de 10oz

½ taza de almendras molidas

½ taza de queso feta desmenuzado

1 taza de tarta de manzana, picada y sin corazón

¼ de taza de cebolla morada picada

¼ taza de pasas doradas

1 taza de aderezo para ensalada de vinagreta de frambuesa

Método

Mezclar todos los ingredientes en un bol y mezclar bien. Servir inmediatamente.

¡Disfrutar!

Delicia de mandarina, gorgonzola y almendras

Materia prima:

½ taza de almendras blanqueadas, tostadas en seco

1 taza de queso azul

2 cucharadas. vinagre de vino tinto

11 oz de mandarinas, jugo reservado

2 cucharadas. Aceite vegetal

12 onzas de ensalada mixta

Método

Mezclar todos los ingredientes en un bol y mezclar bien. Servir inmediatamente.

¡Disfrutar!

Ensalada de lechuga romana asada y naranja

Materia prima:

½ taza de jugo de naranja

1 cabeza grande de lechuga romana, rallada, lavada y seca

3 latas de mandarinas

½ taza de almendras molidas

3 cucharadas de aceite de oliva

2 cucharadas. vinagre de vino tinto

½ cucharadita de pimienta negra

¼ cucharadita de sal

Método

Mezclar todos los ingredientes en un bol y mezclar bien. Servir inmediatamente.

¡Disfrutar!

ensalada adictiva

Materia prima:

1 taza de mayonesa

½ taza de queso fresco rallado

½ taza de zanahorias ralladas

¼ taza de queso fresco - parmesano rallado

2 cucharadas. azucar blanca

10 oz de mezcla para ensalada de primavera

½ taza de floretes pequeños de coliflor

½ taza de tocino

Método

En un tazón pequeño, mezcle 1/4 taza de parmesano, el azúcar y la mayonesa hasta que estén bien combinados. Ciérralo y déjalo enfriar durante la noche. En un tazón grande, combine la lechuga, los trozos de tocino, 1/2 taza de zanahoria, el parmesano y la coliflor. Mezcle con aderezo frío justo antes de servir.

¡Disfrutar!

Ensaladas crudas con granada, pipas de girasol y almendras fileteadas

Materia prima:

½ libra de repollo

1 1/2 tazas de semillas de granada

5 cucharadas de vinagre balsámico

3 cucharadas de aceite de oliva virgen extra

2 cucharadas. semillas de girasol

1/3 taza de almendras rebanadas

5 cucharadas de vinagre de arroz sazonado con chile

Sal al gusto

Método

Lavar y sacudir el exceso de agua del repollo. Pica las hojas hasta que estén finas pero todavía un poco frondosas. Las almendras en rodajas, la col rizada rallada, las semillas de granada y las semillas de girasol se combinan en un tazón grande; mezclar para combinar. Retire las nervaduras centrales y el eje. Se rocía la mezcla de aceite de oliva, vinagre de arroz y vinagre balsámico sobre la mezcla de repollo y se mezcla. Sazone con sal para servir.

¡Disfrutar!

Ensalada de granada y queso feta con vinagreta de limón Dijon

Materia prima:

Paquete de 10 oz de vegetales mixtos para niños

Paquete de 8 onzas de queso feta desmenuzado

1 limón, rallado y exprimido

1 cucharadita de mostaza Dijon

1 granada, pelada y con semillas separadas

3 cucharadas de vinagre de vino tinto

3 cucharadas de aceite de oliva virgen extra

Sal y pimienta para probar

Método

Coloque la lechuga, el queso feta y las semillas de granada en un tazón grande. Luego se mezclan en un recipiente grande aparte el jugo y la ralladura de limón, el vinagre, la mostaza, la sal, el aceite de oliva y la pimienta. Vierta la mezcla sobre la ensalada y revuelva para cubrir. Ahora llévalo a la tumba.

¡Disfrutar!

Ensalada de rúcula, hinojo y naranjas

Materia prima:

½ cucharadita de pimienta negra

¼ de taza de aceite de oliva

1 paquete de cohetes

1 cucharada. Estimado

1 cucharada. Jugo de limon

½ cucharadita de sal

2 naranjas peladas y cortadas en gajos

1 hinojo en rodajas finas

2 cucharadas. Aceitunas negras en rodajas

Método

Combine todos los ingredientes en un tazón grande y mezcle bien. Servir inmediatamente. ¡Disfrutar!

Ensalada de aguacate, sandía y espinacas

Materia prima:

2 aguacates grandes, pelados, rebanados y cortados en cubitos

4 tazas de sandía picada

4 tazas de hojas de espinaca

1 taza de vinagreta balsámica

Método

Combine todos los ingredientes en un tazón grande y mezcle bien. Servir frío.

¡Disfrutar!

Ensalada de aguacate, kale y quinoa

materia prima

2/3 taza de quinua

1 manojo de col rizada cortada en trozos pequeños

½ aguacate, pelado y cortado en cubitos

1/3 taza de pimiento rojo picado

½ taza de pepino, cortado en cubitos

2 cucharadas. Cebolla morada finamente picada

1 1/3 tazas de agua

1 cucharada. queso feta desmenuzado

para el condimento

¼ taza de aceite de oliva 2 cdas. Jugo de limon

1 cucharada y media. mostaza de Dijon

¾ cucharadita de sal marina

¼ cucharadita de pimienta negra recién molida

Método

Agrega la quinua y el agua a una olla. Déjalo hervir. Baja el fuego y cocina durante 15-20 minutos. Ponlo a un lado. Cocine el repollo al vapor durante 45 segundos. Mezcle todos los ingredientes del aderezo en un bol. Mezcla la col rizada, la quinua, el aguacate y el resto y rocía el aderezo para ensaladas por encima.

¡Disfrutar!

Ensalada de calabacín con aderezo especial

materia prima

6 calabacines pequeños, en rodajas finas

½ taza de pimiento verde picado

½ taza de cebolla picada

½ taza de apio, cortado en cubitos

1 frasco de pimientos, escurridos y cortados en cubitos

2/3 taza de vinagre

3 cucharadas de vinagre de vino blanco

1/3 taza de aceite vegetal

½ taza de azúcar

½ cucharadita de pimienta

½ cucharadita de sal

Método

Mezcle todas las verduras en un tazón mediano y reserve. Mezcle todos los demás ingredientes en un frasco con tapa hermética. Agita vigorosamente la mezcla y viértela sobre las verduras. Mezclar bien las verduras. Cubra y refrigere durante la noche o durante al menos 8 horas. Se sirve frío.

¡Disfrutar!

Ensalada de verduras y tocino

materia prima

3 tazas de brócoli picado

3 tazas de coliflor picada

3 tazas de apio picado

6 rebanadas de tocino

1 ½ tazas de mayonesa

¼ de taza de parmesano

1 paquete de guisantes congelados, descongelados

1 taza de arándanos secos confitados

1 taza de nueces españolas

2 cucharadas. cebolla rayada

1 cucharada. vinagre de vino blanco

1 cucharadita de sal

¼ taza de azúcar blanca

Método

Cocine el tocino en una sartén grande y profunda hasta que esté ligeramente dorado. Ponlo en el plato y tritúralo. Combine el brócoli, la coliflor, los guisantes, los arándanos y el apio en un tazón grande. En otro bol mezcla el queso, la mayonesa, la cebolla, el azúcar, el vinagre y la sal. Vierta la mezcla sobre las verduras. Agrega las nueces, el tocino y mezcla bien. Servir inmediatamente o frío.

¡Disfrutar!

Ensalada de pepino crujiente

materia prima

2 cuartos de pepinos pequeños, cortados en rodajas con piel

2 cebollas, en rodajas finas

1 taza de vinagre

1 ¼ taza de azúcar

1 cucharada. sal

Método

Mezclar en un bol la cebolla, el pepino y la sal y dejar en remojo 3 horas. Coge una olla y añade vinagre y caliéntalo. Agrega el azúcar y revuelve la mezcla constantemente hasta que el azúcar se disuelva. Retire el pepino de la mezcla remojada y escurra el exceso de líquido. Agrega el pepino a la mezcla de vinagre y revuelve. Coloque la mezcla en una bolsa o recipiente de plástico para congelar. Congelarlo. Descongelar y servir frío.

¡Disfrutar!

Una colorida ensalada de verduras y queso.

materia prima

1/3 taza de pimientos rojos o verdes, cortados en cubitos

1 taza de apio, cortado en cubitos

1 paquete de guisantes congelados

3 pepinos dulces, finamente picados

6 ensalada

2/3 taza de mayonesa de queso cheddar, cortada en cubitos

pimienta recién molida

Sal al gusto

Método

Consigue un tazón grande. Mezclar mayonesa, pimienta y sal. Agregue pimientos rojos o verdes, pepinos, apio y guisantes a la mezcla. Mezcla todos los ingredientes bien. Agrega el queso a la mezcla. Dejar enfriar durante 1 hora. Coloca las hojas de lechuga en el plato de ensalada y apila la mezcla encima de las hojas.

¡Disfrutar!

Ensalada de pepino cremosa

materia prima

9 tazas de pepinos, pelados y cortados en rodajas finas

8 cebollas verdes, finamente picadas

¼ cucharadita de sal de cebolla

¼ cucharadita de sal de ajo

½ taza de yogur

½ taza de mayonesa baja en grasa

¼ cucharadita de pimienta

2 gotas de salsa de chile

¼ taza de leche evaporada

¼ de taza de vinagre de manzana

¼ taza) de azúcar

Método

Consigue un tazón grande. Ponga el pepino, la cebolleta, la sal de cebolla, la sal de ajo y el yogur en un bol y mezcle bien. Mezclar mayonesa, pimienta, salsa de pimienta, leche, vinagre, azúcar y formar una mezcla homogénea. Unte el aderezo sobre la mezcla de pepino. Mezclar bien para que todas las verduras queden cubiertas con el aderezo. Refrigere la ensalada por 4 horas. Sírvelo frío.

¡Disfrutar!

Ensalada de tocino y brócoli

materia prima

1 brócoli, cortado en trozos pequeños

10 rebanadas de tocino

¼ de taza de cebolla morada finamente picada

½ taza de pasas

3 cucharadas de vinagre de vino blanco

1 taza de mayonesa

1 taza de semillas de girasol

2 cucharadas. azucar blanca

Método

Toma una sartén grande. Cocine el tocino hasta que esté uniformemente dorado. Triturar y reservar. Pon el brócoli, las pasas y la cebolla en un bol y mezcla la mezcla. Coge un bol pequeño y mezcla la mayonesa, el vinagre y el azúcar. Transfiera a la mezcla de brócoli y revuelva. Refrigere por dos horas. Antes de servir, agregue el tocino y las semillas de girasol.

¡Disfrutar!

Ensalada de pan de maíz y verduras

materia prima

1 taza de pan de maíz, desmenuzado

1 lata de cereales integrales, escurridos

½ taza de cebolla picada

½ taza de pepino picado

½ taza de brócoli picado

½ taza de pimiento morrón verde y pimiento rojo dulce, finamente picados

½ taza de tomate sin semillas, picado

½ taza de granos de pimienta

Aderezo para ensalada ranchera

Sal y pimienta para probar

Hojas de lechuga

Método

Consigue un tazón grande. Agrega el pan de maíz y las verduras. Agitar la mezcla. Espolvorea el aderezo para ensalada sobre la mezcla. Sal y pimienta para probar. Ponerlo de nuevo. Cubre la mezcla y refrigera por al menos 4 horas. Coloca la ensalada sobre las hojas de lechuga y sirve.

¡Disfrutar!

Ensalada de frijoles y verduras

materia prima

2 latas de maíz entero, escurrido

1 lata de frijoles negros, enjuagados y escurridos

8 cebollas verdes, finamente picadas

2 chiles jalapeños, sin semillas y finamente picados

1 pimiento verde, en rodajas finas

1 aguacate, pelado y cortado en cubitos

1 lata de pimentón

3 tomates, rebanados

1/2 taza de aderezo italiano

1/2 cucharadita de sal de ajo

1 taza de cilantro picado

Zumo de 1 lima

Método

Combine los frijoles negros y el maíz en un tazón grande. Agregue las cebollas verdes, los pimientos, los jalapeños, los pimientos morrones, el aguacate y los tomates y revuelva para combinar. Agrega cilantro, jugo de limón y condimento italiano encima de la mezcla. Agrega sal de ajo para sazonar. revuélvelo bien. Sírvelo frío.

¡Disfrutar!

Ensalada de maíz y aceitunas

materia prima

1 paquete de maíz congelado

3 huevos cocidos

½ taza de mayonesa

1/3 taza de aceitunas rellenas con pimiento

2 cucharadas. Cebolletas, picadas

½ cucharadita de chile en polvo

¼ cucharadita de comino molido

1/8 cucharadita de sal

Método

Combine el maíz, el huevo rebanado y las aceitunas en un tazón grande.

Mezcle la mayonesa y otros ingredientes del aderezo en un tazón mediano.

Agrega mayonesa a la mezcla de maíz. Mezclar bien para que todas las verduras y el maíz queden cubiertos de mayonesa. Termina el cuenco.

Refrigéralo por 2 horas. Servir frío.

¡Disfrutar!

Ensalada de maíz

materia prima

6 trillizos pelados, lavados y escurridos

3 tomates grandes

1 cebolla, en rodajas finas

¼ taza de albahaca picada

2 cucharadas. vinagre blanco

¼ de taza de aceite de oliva

Sal y pimienta para probar

Método

Cuece las galletas en una olla con agua hirviendo, escúrrelas y déjalas enfriar. Corta los corazones del repollo. Tome una ensaladera grande. Mezcla el maíz, la albahaca, la cebolla, los tomates, el vinagre, la sal, la pimienta y el aceite. se revuelve bien. Se sirve frío.

¡Disfrutar!

Ensalada húngara fresca

materia prima

1 paquete de vegetales mixtos congelados, descongelados

1 taza de coliflor

1/2 taza de cebollas verdes en rodajas

1/2 taza de aceitunas rellenas de pimiento en rodajas

1/4 taza de aceite de canola

3 cucharadas de vinagre blanco

1/4 cucharadita de pimienta

1 cucharadita de sal de ajo

Método

Combine las verduras congeladas, la coliflor, la cebolla y las aceitunas en un tazón grande. Mezclar aceite, sal de ajo, vinagre y pimienta. Vierta el aderezo para ensalada sobre la mezcla de verduras. Mezcle bien y enfríe durante 2 horas antes de servir. Sírvelo en un bonito bol.

¡Disfrutar!

Una combinación perfecta de tomate, pepino y cebolla.

materia prima

2 pepinos grandes, partidos por la mitad y sin semillas

1/3 taza de vinagre de vino tinto

1 cucharada. azucar blanca

1 cucharadita de sal

3 tomates grandes picados

2/3 taza de cebolla morada picada en trozos grandes

Método

Mezcle todos los ingredientes y refrigere durante la noche. Servir frío.

¡Disfrutar!

Ensalada de pepino clásica

materia prima

2 pepinos grandes, pelados y rebanados

1 cebolla dulce grande, en rodajas

2 cucharaditas de sal

¼ taza de zanahorias picadas

1/3 taza de vinagre

1 cucharadita de jengibre molido

5 cucharaditas de azúcar blanca

¼ de cucharadita de pimienta negra gruesa

Método

Mezcla todos los ingredientes y marina el pepino en el frigorífico durante la noche. Servir frío.

¡Disfrutar!

Ensalada de tomate con salsa de cerezas

materia prima

4 tazas de tomates cherry partidos por la mitad

¼ taza de aceite vegetal

3 cucharadas de vinagre de manzana

1 cucharadita seca

1 cucharadita de albahaca seca

1 cucharadita de orégano seco

½ cucharadita de sal

1 cucharadita de azúcar blanca

Método

Mezclar todos los ingredientes en un bol y reservar para que los tomates se ablanden un poco. Mezclar bien y servir inmediatamente.

¡Disfrutar!

ensalada de espárragos

materia prima

1 1/2 libras de espárragos, recortados y cortados en trozos de 2 pulgadas

1 cucharada. Vinagre de arroz

1 cucharadita de vinagre de vino tinto

1 cucharadita de salsa de soja

1 cucharadita de azúcar blanca

1 cucharadita de mostaza Dijon

2 cucharadas. Aceite de cacahuete

1 cucharada. aceite de sésamo

1 cucharada. semillas de sésamo

Método

Pon el vinagre de arroz, la salsa de soja, el vinagre de vino tinto, el azúcar y la mostaza en un frasco cerrado y mezcla bien. Agregue lentamente el aceite de maní y el aceite de sésamo, batiendo constantemente hasta que quede suave. Ponlo a un lado. Cocer los espárragos en agua hirviendo y escurrir. Coloca los espárragos en un tazón grande. Úntelos con aderezo para ensaladas. Espolvorea con semillas de sésamo y mezcla. Servir inmediatamente.

¡Disfrutar!

Ensalada de pasta y guisantes de carita

materia prima

6 onzas de pasta de concha pequeña cocida y escurrida

1 lata de frijoles negros, escurridos y enjuagados

1 taza de cebolla verde picada

¾ taza de pepino pelado y rebanado

¾ taza de tomate cortado en cubitos

¾ taza de pimiento verde picado

1 chile jalapeño pequeño, finamente picado

Para el condimento:

3 cucharadas de aceite de canola

¼ de taza de vinagre de vino tinto

1 cucharadita de albahaca seca

1 cucharadita de salsa picante

1 cucharadita de chile en polvo

1 cucharadita de azúcar

½ cucharadita de sal aromatizada

Método

Mezcle la pasta, los guisantes, la cebolla verde, el pepino, el tomate, el pimiento verde y el chile jalapeño en un bol. Mezclar el aderezo y sazonar con sal. Rocíe el aderezo sobre la mezcla de verduras. se revuelve bien. Se sirve frío.

¡Disfrutar!

Ensalada de espinacas y remolacha

materia prima

1/2 libra de espinacas tiernas, lavadas y secas

1 taza de nueces, picadas en trozos grandes

2 cucharadas y media. azucar blanca

1/3 lata de remolacha encurtida

¼ de taza de vinagre de manzana

½ cucharadita de ajo en polvo

1 cucharadita de caldo de pollo en gránulos

4 onzas de queso de cabra, desmenuzado

½ cucharadita de pimienta negra

½ cucharadita de sal

¼ taza de aceite vegetal

Método

Caramelizar las nueces en un cazo, calentarlas junto con un poco de azúcar a fuego alto. Procese las remolachas con el vinagre de manzana, el ajo en polvo, la cebolleta, la sal, el azúcar restante y la pimienta en un procesador de alimentos. Vierta el aceite y mezcle nuevamente hasta que quede suave. Mezclar las nueces y las espinacas azucaradas y verter sobre el aderezo. Espolvorea con queso y sirve inmediatamente.

¡Disfrutar!

Ensalada de patatas con vinagre balsámico

materia prima

10 papas rojas, hervidas y cortadas en cubitos

1 cebolla, en rodajas finas

1 tarro de corazones de alcachofa en cuartos

½ taza de pimiento rojo asado y luego picado

1 tarro de aceitunas negras

½ vaso de vinagre balsámico

1 cucharadita de orégano seco

1 cucharadita de albahaca seca

½ cucharadita de mostaza en polvo

3 cucharaditas de aceite de oliva

2 cucharadas. Perejil fresco

Método

Mezclar todos los ingredientes en un bol y mezclar bien para que todos los ingredientes queden cubiertos de vinagre. Refrigere durante 2-4 horas. Servir frío.

¡Disfrutar!

Ensalada de tomate marinado

materia prima

3 tomates

2 cucharadas. Cebolla picada

1 cucharada. albahaca fresca

1 cucharada. Perejil fresco

½ diente de ajo

1/3 taza de aceite de oliva

1/4 taza de vinagre de vino tinto

1/4 cucharadita de pimienta

Sal al gusto

Método

Coge un plato grande y bonito y coloca encima los tomates cherry. Coge un frasco cerrado y añade el vinagre, el aceite, la albahaca, el perejil, el ajo y el pimiento picado y agita enérgicamente, para que todos los ingredientes queden bien mezclados. Sazona la mezcla con un poco de sal o al gusto. Vierta la mezcla sobre los tomates. Cubra bien y refrigere durante la noche o durante al menos 4 horas. Se sirve frío.

¡Disfrutar!

Sabrosa ensalada de brócoli

materia prima

1 1/2 libras de brócoli fresco, cortado en gajos

3 dientes de ajo

2 cucharadas. Jugo de limon

2 cucharadas. Vinagre de arroz

½ cucharadita de mostaza Dijon

hojuelas de chile al gusto

1/3 taza de aceite de oliva

Sal y pimienta negra recién molida al gusto

Método

Añade un poco de agua a una cacerola y sal. Llevar a ebullición y añadir las flores. Cocine durante unos 5 minutos y escurra. Combine el ajo, el vinagre, el jugo de limón, la mostaza, el aceite y el chile en un tazón pequeño y mezcle bien. Condimentar con sal y pimienta. Viértelo sobre el brócoli y mezcla bien. Guárdelo a temperatura ambiente durante 10 minutos, luego refrigere por 1 hora. Sírvelo frío.

¡Disfrutar!

Ensalada de maíz con aderezo italiano

materia prima

1 lata de maíz integral

1 taza de tomate fresco, finamente picado

1 taza de pepino, pelado y picado

½ taza de apio picado

½ taza de pimiento verde o rojo

2 cebollas verdes

½ taza de aderezo italiano para ensalada

Método

Coloca el maíz en un bol y agrega las verduras una a la vez. Vierta el aderezo italiano para ensalada en una botella y mezcle nuevamente. Cubra y refrigere por varias horas. Servir frío.

¡Disfrutar!

Ensalada de espárragos y pimientos

materia prima

1 ½ espárragos frescos, cortar los extremos y cortar en trozos pequeños

2 pimientos amarillos, sin semillas y rebanados

¼ de taza de almendras tostadas en rodajas

1 cebolla morada

3 cucharadas de mostaza Dijon ¼ taza de aceite de oliva ½ taza de queso parmesano 3 dientes de ajo picados

2 cucharaditas de jugo de lima 2 cucharaditas. Azúcar 1 cucharadita. aderezo para ensalada mezcla de salsa picante al gusto

Método

Coge una bandeja para horno y coloca los espárragos y los pimientos en una sola capa. Rocíe aceite de oliva sobre las verduras. Ajuste a 400 grados F o 200 grados C y precaliente el horno. Colóquelo en una bandeja para hornear y ase durante 8-10 minutos. Voltee las verduras de vez en cuando. Deje enfriar y transfiera las verduras a un tazón grande. Agrega el queso, la cebolla, las almendras tostadas. Batir el resto del aceite de oliva, la mostaza seca, el azúcar, la salsa picante, el jugo de limón y el aderezo para ensalada. Espolvorea sobre las verduras y mezcla. Servir inmediatamente.

¡Disfrutar!

Ensalada de tomate y albahaca

materia prima

3 tazas de arroz cocido

1 pepino, sin semillas y cortado en cubitos

1 cebolla morada

2 tomates

2 cucharadas. Aceite de oliva

2 cucharadas. vinagre de sidra de manzana

1 cucharadita de albahaca fresca

¼ cucharadita de pimienta

½ cucharadita de sal

Método

Coge un bol grande y pon el arroz, el pepino, la cebolla, el tomate y mezcla. Mezcle el aceite de oliva, el vinagre de sidra de manzana y la albahaca en un frasco cerrado y revuelva vigorosamente. Sal y pimienta para probar. Espolvorea sobre la mezcla de arroz y mezcla bien. Refrigerar por varias horas antes de servir.

¡Disfrutar!

ensalada colorida de la huerta

materia prima

5 cucharadas de vinagre de vino tinto

3 cucharadas de aceite de semilla de uva

1/3 taza de cilantro fresco picado

2 limones

1 cucharadita de azúcar blanca 2 dientes de ajo picados

1 paquete de soja verde sin cáscara congelada

1 lata de frijoles negros

3 tazas de granos de maíz congelados

1 litro de tomates cherry en cuartos

4 cebollas verdes en rodajas finas

¾ cucharadita de sal

Método

Batir el vinagre, el aceite, el jugo de limón, el cilantro, el ajo, el azúcar y la sal en un frasco cerrado o en un tazón grande hasta que quede suave. Ponlo a un lado. Cocine la soja hasta que esté muy suave. Cocine el maíz por 1 minuto. Escurre la soja y el maíz del agua y transfiérelos a un tazón grande. Agrega las especias. Mezclar suavemente. Agrega los tomates, la cebolla a la mezcla y mezcla. Cubre la mezcla. Refrigere de 2 a 4 horas. Servir frío.

¡Disfrutar!

Ensalada de champiñones

materia prima

1 kilo de champiñones frescos

1 cebolla, en rodajas finas y cortada en aros

pimiento rojo dulce finamente picado, un puñado

2/3 taza de vinagre de estragón

½ taza de aceite de canola

1 cucharada. Azúcar

1 diente de ajo picado

Un chorrito de salsa de chile

1 1/2 cucharadita. sal

2 cucharadas. cascada

Método

Añade todas las verduras y el resto de ingredientes a un bol grande, excepto el pimiento rojo, los champiñones y la cebolla. Mézclalos bien. Agrega los champiñones y la cebolla a la mezcla y revuelve suavemente hasta que todos los ingredientes estén bien combinados. Cubra el recipiente y refrigere durante la noche o 8 horas. Espolvorea pimiento rojo sobre la ensalada antes de servir.

¡Disfrutar!

Ensalada de quinua, menta y tomate

materia prima

1 1/4 tazas de quinua 1/3 taza de pasas 2 tomates 1 cebolla finamente picada

10 rábanos ½ pepino, 1/2, cortado en cubitos

2 cucharadas. Almendras laminadas ligeramente tostadas

¼ de taza de menta fresca picada

2 cucharadas. perejil fresco finamente picado

1 cucharadita de comino molido ¼ taza de jugo de lima 2 cucharadas. Aceite de sésamo 2 ½ tazas Agua Sal al gusto

Método

Coge una olla y añade agua y una pizca de sal. Llevar a ebullición y agregar la quinoa y las pasas. Tapar y dejar cocer a fuego lento durante 12-15 minutos. Retirar del fuego y dejar enfriar. Escurre la quinua y transfiérala a un bol. Combine la cebolla, el rábano, el pepino, las almendras y los tomates en un tazón mediano. Mezclar suavemente. Agrega la quinua. Condimente con especias, aceite y hierbas aromáticas. Sal al gusto. Refrigere por 2 horas. Servir frío.

¡Disfrutar!

Receta de ensalada de chucrut

materia prima

1 lata de chucrut, bien lavada y escurrida

1 taza de zanahorias ralladas

1 taza de pimiento verde finamente picado

1 frasco de pimientos, rebanados y escurridos

1 taza de apio finamente picado

1 taza de cebolla finamente picada

¾ taza de azúcar

½ taza de aceite de canola

Método

Combine todos los ingredientes en un tazón grande y mezcle bien. Cubra el recipiente con una tapa y refrigere durante la noche o hasta 8 horas. Servir frío.

¡Disfrutar!

Ensalada rápida de pepino

materia prima

4 tomates, cortados en 8 gajos

2 pepinos grandes, bien pelados y cortados en rodajas finas

¼ de taza de cilantro fresco picado

1 cebolla morada grande, en rodajas finas

1 lima fresca, exprimida

Sal al gusto

Método

Coloque los pepinos en rodajas, los tomates, la cebolla morada y el cilantro en un tazón grande y mezcle bien. Agrega el jugo de lima a la mezcla y mezcla suavemente para que todas las verduras queden cubiertas por el jugo de lima. Sazone la mezcla con sal. Sirva inmediatamente o se puede servir después de enfriar.

¡Disfrutar!

Rodajas de tomate con aderezo de crema

materia prima

1 taza de mayonesa

½ taza de media crema y media

6 tomates, rebanados

1 cebolla morada finamente cortada en aros

¾ cucharadita de albahaca seca

algunas hojas de lechuga

Método

Mezclar la mayonesa y la mitad de la nata y mezclar bien. Agrega la mitad de la albahaca. Cubre la mezcla y refrigera. Coge un plato y cúbrelo con hojas de lechuga. Coloque las rodajas de tomate y los aros de cebolla juntos. Vierta el aderezo frío sobre la ensalada. Espolvorea por encima y luego el resto de la albahaca. Servir inmediatamente.

¡Disfrutar!

Ensalada de remolacha

materia prima

4 manojos de remolacha fresca, sin tallos

2 cabezas de escarola belga

2 cucharadas. Aceite de oliva

1 libra de mezcla para ensalada de primavera

1 cucharada. Jugo de limon

2 cucharadas. vinagre de vino blanco

1 cucharada. Estimado

2 cucharadas. mostaza de Dijon

1 cucharadita de tomillo seco

½ taza de aceite vegetal

1 taza de queso feta desmenuzado

Sal y pimienta para probar

Método

Cubra las remolachas ligeramente con aceite vegetal. Ase durante unos 45 minutos en un horno precalentado, a 450 grados F o 230 grados C. Pele y corte las remolachas. Combine el jugo de limón, la mostaza, la miel, el vinagre y el tomillo en una licuadora y mezcle. Agrega poco a poco el aceite de oliva mientras la licuadora está funcionando. Sal y pimienta para probar. Poner en una ensaladera la ensalada de primavera, abundante aderezo y mezclar bien. Coloca los patos en un plato. Apila la ensalada verde. Cubra con remolacha picada y queso feta.

¡Disfrutar!

Ensalada de pollo y espinacas

materia prima

5 tazas de pollo cocido y desmenuzado

2 tazas de uvas verdes, cortadas por la mitad

1 taza de guisantes

2 tazas de espinacas ralladas empaquetadas

2 1/2 tazas de apio en rodajas finas

7 Oz. pasta cocida en espiral o macarrones con codo

1 tarro Corazones de alcachofa marinados

½ pepino

3 cebollas verdes, cortadas con la parte superior

hojas grandes de espinaca, opcional

rodajas de naranja, opcional

Para el condimento:

½ taza de aceite de canola

¼ taza) de azúcar

2 cucharadas. vinagre de vino blanco

1 cucharadita de sal

½ cucharadita de cebolla seca picada

1 cucharadita de jugo de limón

2 cucharadas. perejil fresco picado

Método

Mezcle el pollo, los guisantes, las espinacas, las uvas, el apio, los corazones de alcachofa, el pepino, la cebolla verde y la pasta cocida en un tazón grande y revuelva. Cubra y refrigere por varias horas. Mezcle los ingredientes restantes en un bol y refrigere en un recipiente sellado. Prepare el aderezo justo antes de servir la ensalada mezclando todos los ingredientes y mezclando bien. Combine los ingredientes y mezcle bien y sirva inmediatamente.

¡Disfrutar!

Ensalada de pepino alemana

materia prima

2 pepinos alemanes grandes, en rodajas finas

½ cebolla cortada en rodajas

1 cucharadita de sal

½ taza de crema agria

2 cucharadas. azucar blanca

2 cucharadas. vinagre blanco

1 cucharadita de eneldo seco

1 cucharadita de perejil seco

1 cucharadita de pimentón método

Coloca los pepinos y los aros de cebolla en un plato. Salar las verduras y reservar durante al menos 30 minutos. Exprima el exceso de jugo de los pepinos después de marinarlos. Mezcle la crema agria, el vinagre, el eneldo, el perejil y el azúcar encurtido, el eneldo y el perejil en un bol. Cubre las rodajas de pepino y cebolla con este aderezo. Refrigere durante la noche o al menos 8 horas. Justo antes de servir, espolvorea el pimentón sobre la ensalada.

¡Disfrutar!

Colorida ensalada de cítricos con un aderezo único

materia prima

1 lata de mandarinas ¼ taza de perejil fresco finamente picado

Lechuga, opcional

½ pomelo pelado y cortado en rodajas

½ pepino pequeño

1 tomate pequeño en rodajas

½ cebolla morada pequeña

½ cucharadita de azúcar moreno

3 cucharadas de aderezo para ensalada francés o italiano

1 cucharadita de jugo de limón

1 pizca de estragón seco

1 cucharadita de albahaca seca

¼ cucharadita de pimienta

Método

Coloque las naranjas en un tazón pequeño después de que se haya escurrido el jugo y reserve. Reserva el jugo. Tome un tazón pequeño y agregue perejil, albahaca, estragón, aderezo para ensalada, jugo de limón, jugo de naranja, azúcar moreno y pimienta. Batir la mezcla hasta que quede suave. Coloca las hojas de lechuga en un plato. Coloca las frutas una a la vez. Vierte el aderezo sobre la fruta y sirve.

¡Disfrutar!

Ensalada de patatas, zanahorias y remolacha

materia prima

2 remolachas, hervidas y cortadas en rodajas

4 patatas pequeñas, hervidas y cortadas en cubitos

2 zanahorias pequeñas, hervidas y cortadas en rodajas

3 cebollas verdes, picadas

3 pepinos pequeños, cortados en cubitos

¼ taza de aceite vegetal

2 cucharadas. vinagre de vino espumoso

Sal al gusto

Método

Combine todos los ingredientes y mezcle bien para mezclar los sabores. Refrigera por unas horas y sirve frío.

¡Disfrutar!

www.ingramcontent.com/pod-product-compliance
Lightning Source LLC
Chambersburg PA
CBHW071859110526
44591CB00011B/1471